Docteur J. MAURIN

De la

olotomie Iliaque

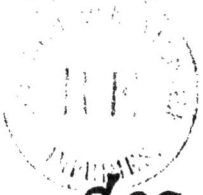

dans le Traitement

des Cancers du Rectum

MONTPELLIER

G. FIRMIN MONTANE ET SICARDI

DE

LA COLOTOMIE ILIAQUE

DANS LE TRAITEMENT

DES CANCERS DU RECTUM

PAR

J. MAURIN

DOCTEUR EN MÉDECINE

MONTPELLIER

IMPRIMERIE G. FIRMIN, MONTANE ET SICARDI

Rue Ferdinand-Fabre et quai du Verdanson

—

1902

PERSONNEL DE LA FACULTÉ

MM. MAIRET (✳) . . . . DOYEN
FORGUE . . . . ASSESSEUR

Professeurs

Hygiène. . . . . MM.	BERTIN-SANS (✳)
Clinique médicale	GRASSET (✳).
Clinique chirurgicale.	TÉDENAT.
Clinique obstétric. et gynécol	GRYNFELTT.
— — ch. du cours, M. VALLOIS.	
Thérapeutique et matière médicale. . . .	HAMELIN (✳)
Clinique médicale	CARRIEU.
Clinique des maladies mentales et nerv.	MAIRET (✳).
Physique médicale.	IMBERT
Botanique et hist. nat. méd.	GRANEL.
Clinique chirurgicale.	FORGUE.
Clinique ophtalmologique.	TRUC.
Chimie médicale et Pharmacie	VILLE.
Physiologie.	HEDON.
Histologie	VIALLETON.
Pathologie interne.	DUCAMP.
Anatomie.	GILIS.
Opérations et appareils	ESTOR.
Microbiologie	RODET.
Médecine légale et toxicologie	SARDA.
Clinique des maladies des enfants	BAUMEL.
Anatomie pathologique.	BOSC

Doyen honoraire : M. VIALLETON.
Professeurs honoraires : MM. JAUMES, PAULET (O. ✳).

Chargés de Cours complémentaires

Accouchements. . . . . MM.	PUECH, agrégé.
Clinique ann. des mal. syphil. et cutanées	BROUSSE, agrégé.
Clinique annexe des mal. des vieillards. .	VIRES, agrégé.
Pathologie externe	DE ROUVILLE, agr.
Pathologie générale	RAYMOND, agrégé.

Agrégés en exercice

MM. BROUSSE	MM. VALLOIS	MM. IMBERT
RAUZIER	MOURET	BERTIN-SANS
MOITESSIER	GALAVIELLE	VEDEL
DE ROUVILLE	RAYMOND	JEANBRAU
PUECH	VIRES	POUJOL

M. H. GOT, *secrétaire.*

Examinateurs de la Thèse

MM. TÉDENAT, *président.*	MM. DE ROUVILLE, *agrégé.*
TRUC, *professeur.*	MOURET, *agrégé.*

Sur le point d'entrer dans une vie nouvelle, où les responsabilités et le souci du lendemain remplaceront l'insouciance naturelle au caractère de l'étudiant, il m'est agréable de faire un retour vers le passé et de reporter ma pensée vers tous ceux qui, de près ou de loin, ont contribué à l'instruction et à l'éducation que j'ai reçues.

C'est à eux que je dédie ce modeste travail.

J. MAURIN.

INTRODUCTION

Après avoir dit quelques mots sur l'historique de la question, nous insisterons plus particulièrement sur les indications et sur l'utilité de la colotomie iliaque dans le traitement des cancers du rectum. Nous terminerons par l'exposé des procédés opératoires les plus importants, nous réservant de dire quelques mots seulement à propos des soins consécutifs.

Notre prétention n'est pas de dire sur ce sujet des choses nouvelles, mais seulement d'y ramener l'esprit des chirurgiens, qui, à la suite des auteurs allemands, auraient l'intention de négliger un temps opératoire rationnel et sûr dans une opération aussi grave que l'extirpation du rectum cancéreux, opération dans laquelle rien, semble-t-il, ne devrait être négligé de ce qui peut la rendre moins meurtrière et plus efficace.

Nous remercions notre maître, M. le professeur Tédenat, qui a bien voulu nous inspirer le sujet de notre thèse et nous faire l'honneur d'en accepter la présidence.

DE

LA COLOTOMIE ILIAQUE

DANS LE TRAITEMENT

DES CANCERS DU RECTUM

CHAPITRE PREMIER

HISTORIQUE

L'idée de dériver les matières fécales par un anus contre nature, dans les cas où un obstacle quelconque s'opposait à leur progression dans le tube intestinal, devait nécessairement venir à l'esprit des chirurgiens, désireux de tenter quelque chose en faveur de malades que l'expectation simple vouait à une mort certaine.

C'est ainsi que Littre, en 1710, se trouvant en présence d'un enfant mort à la suite d'une imperforation de l'anus, passée inaperçue, regretta qu'un diagnostic trop tardif ne lui eût pas permis de tenter la création d'un anus iliaque. La première opération de cet ordre fut pratiquée en 1770 par Pillore, de Rouen, à l'occasion d'un cancer de l'S iliaque.

Toutefois, cette idée quelque rationnelle qu'elle fût, ne pouvait guère entrer dans la pratique courante, à une époque où l'ouverture de l'abdomen et l'infection du péritoine devaient forcément entraîner de sérieux mécomptes, par suite de l'ignorance des règles de l'asepsie et de l'antisepsie. Aussi les chirurgiens s'ingéniaient-ils à atteindre l'intestin en des points où le péritoine laisse à nu une partie de sa paroi. Dupuytren, en France, propose l'anus cœcal dans la fosse iliaque droite ; Fyne, de Genève, et Callissen, chirurgien suédois, préfèrent la colotomie lombaire. Ce dernier procédé fut l'objet, en 1839, d'un mémoire lu à l'Académie de médecine de Paris par Amussat, qui détermina sur ce point les règles d'un manuel opératoire précis.

Cependant, l'anus iliaque avait gardé ses partisans depuis Littre et de nombreuses discussions eurent lieu sur les mérites respectifs de ces deux procédés de colotomie. Nous devons dire quelques mots sur les arguments invoqués de part et d'autre, car l'indication de beaucoup la plus fréquente de ces interventions se présente à propos du cancer du rectum.

Les partisans de l'anus lombaire reprochaient à la colotomie iliaque : la nécessité d'ouvrir le péritoine ; la mobilité de l'S iliaque qui, disaient-ils, se trouvait aussi fréquemment à droite qu'à gauche ; l'absence d'éperon, susceptible d'empêcher le passage des matières dans le bout inférieur.

Cependant, l'avènement de la méthode antiseptique, reléguant au second plan la crainte d'ouvrir le péritoine, ne tarda pas à ramener vers la colotomie iliaque la faveur des chirurgiens. Verneuil, au commencement de l'année 1885, dans la *Semaine médicale*, et Reclus au Congrès de chirurgie qui eut lieu la même année, réfutèrent les principaux arguments invoqués en faveur de l'anus lombaire.

1° La colotomie iliaque est une opération beaucoup plus facile que la colotomie lombaire ; l'épaisseur des tissus à sectionner étant bien moindre, il est possible d'éviter les erreurs signalées dans certaines observations d'anus lombaire et qui consistent à prendre l'intestin grêle pour le gros intestin ;

2° Il résulte de statistiques faites que l'S iliaque se trouve à gauche plus de 85 fois pour cent. Il résulte, au contraire, de plusieurs observations de Trélat qu'il fut parfois impossible de trouver le gros intestin à travers une incision lombaire ;

3° L'éperon obtenu dans la colotomie iliaque par le procédé de Verneuil est bien plus efficace que l'éperon lombaire d'Amussat :

4° Il est beaucoup plus facile de veiller à la propreté d'un anus iliaque qu'à la propreté d'un anus lombaire ; d'ailleurs les divers appareils obturateurs sont plus facilement appliqués en avant qu'en arrière.

A partir de ce moment, la colotomie lombaire est abandonnée de plus en plus ; aujourd'hui, ses indications se restreignent aux cas de cancer sigmoïde dans lesquels la colotomie iliaque ne saurait porter sur une partie saine d'intestin.

La possibilité de dériver les matières fécales par une opération aussi bénigne que l'est ordinairement la colotomie iliaque, constituait un progrès sensible dans le traitement des cancers du rectum, qui s'accompagnent le plus souvent de rétention de matières au-dessus de la tumeur et de douleurs très violentes à son niveau pendant le passage du bol fécal.

A côté de ce rôle palliatif dans le traitement des cancers du rectum, la méthode antiseptique permit d'attribuer à la colotomie un rôle curatif. En mai 1884, à la Société de chirurgie de Lyon, Pollosson propose la colotomie iliaque, non plus seulement, comme on l'avait fait avant lui, pour écarter les dangers d'obstruction et pour délivrer le malade des crises douloureuses qui accompagnent le passage des matières sur les parois ulcérées d'un rectum rétréci, mais pour isoler la tumeur de tout contact septique, pour la désinfecter et l'extirper ensuite suivant toutes les règles de la plus rigoureuse antisepsie.

Dans la même année, James Adam en Angleterre, Durante en Italie, Veljaminoff et Ivanoff en Russie, ignorant la communication de Pollosson, crurent avoir été chacun le premier à conseiller cette pratique.

Depuis lors, tous les chirurgiens semblaient avoir adopté les conclusions de Pollosson ; Kœnig, Schede, Heinecke, Schwartz, Terrier, Chaput, Reclus pratiquèrent la colotomie iliaque comme premier temps à une extirpation totale du rectum. Dans un rapport au Congrès français de chirurgie, en 1897, MM. Quénu et Hartmann, mettant au point la question, exprimaient l'opinion générale en disant : « On ne peut méconnaître que l'idée de détourner temporairement ou définitivement le cours des matières du champ opératoire, n'ait constitué un réel progrès ; il faut avouer, cependant, que l'établissement d'un anus iliaque préliminaire n'est qu'un des actes préparatoires s'il en est le plus important. »

A mesure que se développe la technique opératoire et que l'audace des chirurgiens va croissant en présence de tumeurs jugées autrefois inopérables, il semble qu'avec la nécessité d'une antisepsie aussi rigoureuse que possible devrait s'imposer la nécessité d'une colotomie préliminaire à toute extirpation totale. Il n'en est rien, cependant, et la plupart des chirurgiens allemands admettent que les purgatifs et les lavages du rectum par l'anus normal suffisent comme moyens de désinfection. En France, toutefois, on reste fidèle à la colotomie et l'extirpation des cancers recto-sigmoïdes par la voie abdomino-périnéale, qui compte encore à son actif un nombre trop restreint d'observations pour comporter un jugement définitif, semble néanmoins, non seulement légitimer, mais imposer la colotomie iliaque comme premier temps à une opération radicale.

Nous avons vu, à la clinique chirurgicale de Montpellier, M. Tédenat enlever sans colotomie préalable des cancers du rectum sur une longueur de 10, 18, 23 centim. Malgré les bons résultats qu'il a eus dans ces cas, M. Tédenat fait, en général, la colostomie préalable. Il trouve que les malades qui ont un cancer iliaque se donnent les soins de propreté plus facilement que ceux qui ont l'anus au-dessus de l'orifice normal. Il semble que la *pseudo-sphinctérisation* soit plus accentuée dans la colostomie iliaque que dans la proctostomie suranale.

M. Tédenat a pratiqué, depuis 1884, 25 colostomies iliaques et a pu, chez des sujets ayant eu une longue survie, constater les avantages de l'anus iliaque sur l'anus lombaire, soit au point de vue des soins de propreté, soit au point de vue du fonctionnement et de la simplicité plus grande de l'opération. L'anus lombaire a été imposé 3 fois à M. Tédenat par la situation élevée du cancer et, une autre fois, par la dilatation du côlon descendant, qui se dessinait sous la paroi.

CHAPITRE II

INDICATIONS ET RÉSULTATS DE LA COLOTOMIE ILIAQUE DANS LES CAS DE CANCER INOPÉRABLE

En présence d'un malade qui perd du sang lorsqu'il va à la selle, ce sang, rouge le plus souvent, s'accompagnant de glaires et d'une sérosité fétide et purulente, on doit penser tout de suite à un cancer du rectum.

Le malade ressent dans le fondement comme une vague sensation de corps étranger qui le porte à pousser. Il est pris d'envies fréquentes d'aller à la selle, s'accompagnant de douleurs lancinantes, de cuisson au niveau du périnée, surtout pendant le passage des matières à travers le conduit rectal. La position assise est le plus souvent très mal tolérée.

A côté de ces phénomènes hémorragiques et douloureux, apparaissent des troubles fonctionnels à peu près constants ; la constipation prédomine et, malgré des efforts répétés d'expulsion, le malade est obligé de recourir à des lavements pour faire franchir le rétrécissement à quelques matières dures, rubanées ou comparables à des olives. Les matières s'accumulent en amont de l'obstacle, jusqu'à ce qu'arrive une débâcle avec selles diarrhéiques et sanguinolentes. Bientôt la constipation reprend, à moins que la diarrhée ne s'installe définitivement, incoercible.

Les troubles de l'état général ne manquent jamais. Les hémorragies affaiblissant le sujet, tandis que les troubles digestifs l'empêchent de se nourrir comme il conviendrait et que les produits infects développés et résorbés au niveau de l'ulcère cancéreux vicient tout son organisme, on comprendra l'amaigrissement, la dépression et l'état de dépérissement qui se manifeste chez ces malheureux, tourmentés d'autre part par des épreintes et des élancements continuels au niveau du rectum. Le faciès terreux et le teint jaune paille des cancéreux ajoutent leur caractéristique au tableau.

Plus tard surviennent les complications : complications d'ordre septique, telles que : abcès périano-rectaux, trajets fistuleux, suppuration des fosses ischio-rectales avec escarres cellulcuses et fétides ; complications d'ordre néoplasique, relatives à la propagation de la tumeur aux organes voisins, utérus et vagin chez la femme, prostate, vésicules séminales, vessie et uretères chez l'homme, d'où fistules diverses et troubles de la miction.

Les deux processus, infectieux et néoplasique, s'associent pour retentir sur le système lymphatique ; les ganglions de l'aine, les ganglions sacrés et lombaires se tuméfient.

Le malade est sous le coup d'une hémorragie, d'une obstruction intestinale, d'une rétention d'urine, d'une phlébite, susceptibles d'entraîner la mort en quelques heures, et, si ces accidents lui sont évités, la cachexie, avec généralisation néoplasique aux divers organes, l'emportera bientôt au milieu de phénomènes comateux.

Parmi tous ces symptômes, il nous est facile de reconnaître deux ordres de faits nettement distincts : à côté des accidents propres au cancer et sur lesquels notre action se borne à une extirpation aussi complète que possible des éléments infiltrés, s'en trouvent d'autres, d'ordre mécanique ou septique, plus accessibles à notre intervention.

L'anus iliaque nous permet de rompre le cercle vicieux dans lequel se meuvent les troubles digestifs. L'obstacle au passage des matières, formé par la tumeur qui rétrécit le calibre du rectum, est sans doute ordinairement forcé au début. Il semble que l'organisme, intoxiqué par l'absorption des résidus de la digestion immobilisés au-dessus de l'anneau cancéreux, soit capable de réagir par de la diarrhée dès que cette intoxication atteint une certaine limite. Mais il est facile de comprendre que l'organisme s'use peu à peu et perd de plus en plus sa faculté de réaction. L'intestin, dilaté par les matières et les gaz accumulés dans l'abdomen, devient atone et l'insuffisance fonctionnelle s'ajoute à l'obstacle mécanique pour exagérer les phénomènes de constipation. Une analyse des urines fait découvrir de l'albumine, qui décèle l'atteinte de l'épithélium rénal par les toxines dont l'organisme est imprégné ; la peau est sèche et fonctionne mal ; l'état général est fortement atteint.

La colotomie iliaque, en supprimant la cause primordiale de ces divers symptômes, en régularisant les fonctions intestinales, devra s'accompagner d'une amélioration de l'état général. Le malade, qui jusque-là refusait la nourriture soit par anorexie, soit par crainte d'augmenter encore les phénomènes d'obstruction, pourra s'alimenter comme il convient et résister, dans les meilleures conditions possibles, aux progrès d'un mal déjà très anémiant par lui-même.

Les faits concordent parfaitement avec la théorie, les malades reprennent courage après l'opération, les forces reviennent en partie et, avec elles, l'espoir du malade en une guérison cependant impossible. Nous croyons devoir citer à ce propos l'observation suivante publiée dans la thèse de Clarot (1).

OBSERVATION PREMIÈRE

(Due à M. Jeannel, professeur à la Faculté de Toulouse)

.M. D..., 60 ans, souffre depuis 5 ou 6 ans en allant à la selle, mais c'est surtout depuis 6 mois que les douleurs et les difficultés se sont accentuées, si bien que, depuis cette époque, il n'a pas eu une seule garde-robe complète.

Le malade avait du ténesme rectal et vésical constant et s'épuisait en efforts pour expulser quelques matières, du sang et des mucosités.

D... ne consulta personne jusqu'au jour où il ne put plus du tout aller à la selle. Il appela le docteur Chabaud dans les derniers jours du mois d'août 1888. Celui-ci constata la présence d'un carcinome très élevé dans le rectum, au niveau de la prostate, comprimant le col de la vessie et obturant complètement l'intestin. Appelé en consultation, je trouvai une tumeur ulcérée, du volume de deux poings, développée au niveau de la prostate, et comblant l'excavation du sacrum.

Le ventre est ballonné ; on voit les anses intestinales distendues à travers la paroi amaigrie. Trente fois par jour, D... se présente sur le vase pour émettre, au prix des plus vives souffrances, quelques mucosités sanglantes. Les urines sont claires, ni sanguinolentes, ni purulentes,

(1) Clarot, Thèse de Paris, 1889-1890, n° 193.

et pourtant le malade souffre d'une dysurie constante. Adénopathie dans les aines.

Amaigrissement extrême ; viscères abdominaux et thoraciques sains, au moins en apparence. Le malade reconnaît avoir de l'appétit, mais il avoue se priver de manger pour éviter les garde-robes.

D... souffre cruellement et accepte d'emblée l'opération de l'anus iliaque que je lui propose et que je pratique le 27 septembre 1888, jour où le malade est entré salle Saint-Lazare, n° 10.

Incision de Littre ; ouverture rapide du péritoine. Une anse de l'intestin grêle distendue se présente avec insistance : elle est repoussée avec le doigt. Le gros intestin est trouvé après deux minutes de recherches dans le sens habituel. Il est attiré, mésentère compris, dans la plaie.

Je perfore le mésentère avec le doigt, et je glisse dans la perforation une bougie en gomme, bien habillée de gaze iodoformée. Je m'assure que l'intestin n'a pas été enroulé sur lui-même par le glissement du séton. Pansement.

L'opération a duré, chloroforme et pansement compris, 30 minutes.

28 septembre. — L'opéré paraît en bon état. T. 36°,8. Pouls normal. Langue humide ; pas de vomissements. Il existe encore de la dysurie, mais pas de douleurs abdominales.

2 octobre. — Il ne persiste comme douleurs que de la dysurie. Ouverture de l'anus au thermocautère par excision de la calotte intestinale saillante. Il subsiste une surface muqueuse ovalaire de 4 cm. sur 2, au bout de laquelle s'ouvrent les deux chefs de l'anse intestinale herniée. Pansement. Collerette de gutta et ouate absorbante ; onction des bords avec de la vaseline iodoformée.

Le 3. — Une petite selle.

Le 4. — Suppression du séton. Débâcle dans la journée.

A partir de ce jour, l'anus fonctionne à souhait sans prolapsus ni rétrécissement, bien que le malade soit habituellement constipé. La muqueuse interne s'est soudée à la peau. L'anus a l'aspect d'une tache elliptique ovale de 3 cm. sur 1 cm. et demi. Il est proéminent de un à deux millimètres au-dessus de la peau et montre ses deux orifices bien distincts.

Toute douleur intestinale a disparu, mais le malade se plaint toujours de sa vessie à la manière d'un prostatique. D'ailleurs il se lève et se promène toute la journée. Il a quitté l'hôpital le 27 octobre, un mois après son opération.

Cette observation montre nettement l'influence heureuse de la colotomie iliaque sur les phénomènes d'obstruction. Le malade, qui ne pouvait manger et qui souffrait d'une rétention totale des matières, sort de l'hôpital, un mois après, capable de reprendre sa vie ordinaire.

En dehors de la diarrhée passagère qui accompagne les débâcles consécutives aux périodes d'obstruction, il existe des cas de cancer du rectum où la diarrhée devient le symptôme dominant et résiste à tous les médicaments. Il s'agit le plus souvent d'une polypose intestinale. Le danger ne réside plus, comme dans la rétention, dans une stase prolongée des matières stercorales au niveau de l'intestin, mais dans l'affaiblissement du malade qu'épuisent ces pertes séreuses continuelles.

Dans ces cas même, la colotomie a une influence heureuse. MM. Quénu et Hartmann, dans leur « Chirurgie du rectum » (1), rapportent le cas d'un malade atteint de

_____

(1) Quénu et Hartmann (Chirurgie du rectum, tome II, p. 209)

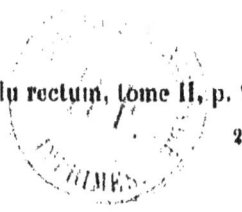

2

cancer du rectum avec diarrhée incoercible et chez lequel les selles redevinrent normales trois jours après l'établissement d'un anus iliaque. Ce fait semblerait démontrer, ainsi que le font remarquer les auteurs, que la diarrhée était due, non pas à la résorption des produits putrides développés au niveau de la tumeur rectale, puisque cette région n'avait pas été touchée, mais plutôt à un réflexe parti de la région ulcérée et provoqué par le contact à ce niveau des matières fécales.

Obstruction et diarrhée constituent donc, à des titres divers, des indications à la colotomie dans les cas de cancer du rectum.

Mais là ne s'arrêtent pas les bienfaits de cette opération. L'observation déjà citée et toutes les observations à quelques exceptions près, indiquent une sédation très marquée des douleurs périnéales. Les épreintes sont beaucoup moins nombreuses, les douleurs qui accompagnaient la défécation sont supprimées, et le malade ressent un soulagement considérable qui retentit favorablement sur la nutrition générale.

Grâce à l'abouchement, au niveau de l'aine, des deux bouts intestinaux, il est facile d'introduire dans le bout inférieur une sonde qui permettra de porter un liquide antiseptique au niveau des parties ulcérées, de les désinfecter et de faire disparaître les abcès et les suppurations de toutes sortes qui surajoutent leurs effets nocifs à ceux de l'élément néoplasique.

Sous cette influence, la tumeur se décongestionne et diminue de volume. L'activité bourgeonnante se ralentit et les hémorragies, consécutives à la rupture des petits vaisseaux au niveau des bourgeons friables contusionnés par le passage du bol fécal, sont considérablement diminuées. La tumeur ne cesse pas de sécréter de la sérosité et des glaires, mais cette sécrétion même devient insignifiante.

Les avantages que nous venons de reconnaître à la colotomie iliaque constituent bien souvent l'unique soulagement que nos moyens actuels permettent d'apporter à la condition misérable des sujets atteints de cancer du rectum. Dans la grande majorité des cas, en effet, le chirurgien est consulté trop tard pour qu'une intervention radicale puisse intervenir, soit que les phénomènes douloureux et les troubles d'obstruction ne soient apparus que tardivement, ainsi qu'il arrive assez souvent, soit que le malade ait patienté trop longtemps pour une raison quelconque. Les aines sont le siège d'une adénopathie telle qu'il serait chimérique de vouloir l'enlever ; le toucher rectal permet de constater une adhérence intime de la paroi rectale avec les organes voisins : en avant avec la prostate, la vessie et les vésicules séminales chez l'homme, l'utérus et le vagin chez la femme, en arrière avec le sacrum. Dans les cancers haut situés le doigt, plongé dans l'abdomen à travers l'incision faite pour la colotomie, sent le rectum immobilisé au milieu des organes du petit bassin.

Il est généralement admis que l'extirpation du néoplasme est impossible dès qu'il a dépassé les limites de la paroi rectale. La résection, en effet, pour être complète, devrait porter sur des organes trop importants pour qu'on puisse songer à les atteindre ; il en résulterait des fistules diverses, qui aggraveraient la situation déjà pénible des malades et sans grande compensation utile, car, sans tenir compte des dangers opératoires, la récidive ne tarderait pas à survenir par suite de l'insuffisance à peu près fatale de l'intervention.

En pareille circonstance, le traitement palliatif est donc le seul admissible. A ce point de vue, la colotomie iliaque remplit toutes les conditions désirables : elle régularise les fonctions digestives, atténue ou même supprime les phénomènes douloureux et les phénomènes septiques ; elle allonge certainement la vie du malade : Quénu cite des cas de 1 an et demi, 2 ans, 2 ans et demi et 3 ans de survie. Elle est donc le traitement palliatif par excellence des cancers du rectum.

CHAPITRE III

DE LA COLOTOMIE ILIAQUE COMME TEMPS
PRÉLIMINAIRE A UNE EXTIRPATION TOTALE

Il nous reste maintenant à examiner le cas où le chirurgien arrive à temps pour constater une tumeur mobile sur les organes voisins et par conséquent opérable.

Son premier soin doit être de bien s'assurer du diagnostic. Or, sur ce point le toucher rectal et la palpation à travers la paroi abdominale constituent des moyens d'investigation souvent insuffisants. L'observation suivante est très instructive à cet égard.

OBSERVATION II

Publiée par Schwartz (*Revue gén. de clin. et de thérapeutique*, nᵒ 42, 1890), reproduite dans la thèse d'Adamski (1)

Mlle B..., couturière, âgée de 43 ans. Sa mère est morte de péritonite ; son père, âgé de 75 ans, est bien portant ; les accidents collatéraux sont nuls.

La maladie a débuté en août 1889 par des douleurs au moment d'aller à la selle. Les selles sont devenues à la

_____

(1) Adamski (thèse de Paris, 1890-91, nᵒ 97).

fois plus fréquentes et moins abondantes, elles sont moulées, quelquefois rubanées, il existe aussi de légères douleurs dans le ventre. Au mois de septembre 1889, s'est montrée une crise d'obstruction intestinale, avec vomissements, qui s'est terminée par une débâcle.

Au mois de mars 1890, nouvelle crise semblable ; depuis ce moment la malade perd l'appétit.

Au moment où la malade se présente dans le service de M. Schwartz, à la maison municipale de santé (avril 1890), elle présente les phénomènes suivants : épreintes rectales, digestions pénibles, douleurs dans les reins et dans le ventre, selles sanguinolentes et glaireuses ; la miction est normale.

L'examen du rectum montre une tumeur commençant à 5 centim. environ au-dessus de l'anus, et obturant le calibre de l'intestin.

L'orifice du rétrécissement a des bords indurés, le petit doigt ne peut y pénétrer complètement. Toute la masse paraît mobile latéralement, mais sans se laisser tirer en bas.

Par le toucher vaginal, on sent la muqueuse intacte et mobile, la tumeur remonte loin au-delà du cul-de-sac postérieur. A la palpation abdominale, pas de masses ganglionnaires ; pas de signes de généralisation ; l'état général est relativement suffisant.

On essaie, sans grand résultat, l'évacuation par les purgatifs et la désinfection par le naphtol β. M. Schwartz se propose de pratiquer l'anus iliaque temporaire pour dériver le cours des matières et examiner en même temps, sous le chloroforme, la mobilité du néoplasme.

La malade endormie, l'exploration du rectum montre que la tumeur est mobile et l'extirpation paraît possible. Incision classique de Littre ; l'S iliaque est attirée au dehors et maintenue pendant que l'opérateur explore les limites supérieures du cancer par la plaie abdominale ; l'index, plongé dans le petit bassin, sent une tumeur énorme remontant au-delà du promontoire et absolument immobilisée. Dès lors, on rejette l'extirpation ; une anse de gros intestin est tirée dans la plaie jusqu'au méso-colon et suturée à toute l'épaisseur de la paroi par 15 sutures au crin de Florence. L'intestin est ouvert le lendemain au thermocautère.

La malade est très soulagée ; quelques semaines après, il se produit du rétrécissement de l'orifice anal ; on incise l'ouverture, depuis il y a un peu de prolapsus facilement réductible. L'anus fonctionne bien ; la malade porte un appareil.

10 décembre. — La malade est très affaiblie et ne se lève pas ; l'anus iliaque continue à bien fonctionner.

20 décembre. — La malade meurt subitement ; elle était hémiplégique depuis quelque temps. L'autopsie n'a pu être faite.

On se trouvait donc en présence d'une tumeur dont les limites supérieures étaient inaccessibles au doigt par le toucher rectal, mais dont l'extirpation semblait néanmoins possible étant donnée sa mobilité. Il a fallu le toucher abdominal à travers l'incision faite en vue de la colotomie pour redresser le diagnostic et rejeter une extirpation impossible.

Il ne s'agit pas là d'un cas isolé. Dans une étude des cancers du rectum opérés à la clinique privée et civile d'Eselberg, publiée dans le *Centralblatt* (1) par Pflüg,

_____

(1) *Centralblatt*, 1901.

l'auteur constate que les cas de mort opératoire sont quatre fois plus nombreux à la suite des opérations pour « cas limites » qu'à la suite des opérations pour cancers nettement circonscrits à la paroi rectale. Toutefois, Pflûg déclare qu'il ne peut conclure de cette statistique au rejet de l'opération radicale dans ces conditions, car « assez souvent, dit-il, cet état de choses est découvert seulement au cours de l'opération, alors qu'il n'est plus possible de revenir en arrière ». Une pareille déclaration ne nous étonne pas, étant donnée la méthode de l'auteur qui reconnaît un peu plus loin qu'il n'a jamais eu l'occasion d'employer la colotomie iliaque, les moyens ordinaires d'évacuation lui ayant toujours suffi pour assurer la vacuité du rectum et écarter tout danger d'irruption des matières fécales dans la plaie.

Nous verrons plus loin si cette sécurité relative à l'infection est légitime ; pour le moment, nous pouvons affirmer que la découverte au cours de l'opération de l'inopérabilité d'une tumeur ne saurait se produire, si la colotomie iliaque et le toucher abdominal étaient érigés en principe et pratiqués avant toute intervention radicale.

La thèse de Mosès (1) nous fournit deux observations d'opérations radicales pour cancers jugés inopérables au cours seulement de l'opération. Dans la première, due à M. Schwartz, on suit la méthode de Kraske, sans colotomie préalable et l'on termine par un anus sacré sans avoir pu libérer le rectum de ses adhérences avec les organes voisins.

Nous résumons la seconde observation, prise dans le service de M. Richelot à l'hôpital Tenon, parce qu'elle est intéressante à plusieurs égards.

_____

(1) Mosès, thèse de Paris, 1891-1892, n° 346.

Observation III

(Résumée)

(Service de Richelot, hôpital Tenon)

J. B. ., âgé de 23 ans.

Après une période de troubles digestifs divers, période d'obstruction très douloureuse de huit jours, suivie d'une débâcle avec hémorragie, la diarrhée a été constante, avec de temps à autre quelques légères crises d'obstruction. Etat général bon, appétit conservé.

Envies fréquentes d'uriner et miction parfois douloureuse. Au toucher, cancer situé au-dessus du sphincter interne, dont les limites supérieures ne peuvent être atteintes. « Le malade, dit l'observation, avait été envoyé à l'hôpital pour un anus iliaque ; M. Richelot hésite d'abord et, tenant compte de la jeunesse du sujet, préfère tenter l'opération de Kraske, c'est-à-dire l'ablation de la tumeur, même dans d'aussi mauvaises conditions, plutôt que de lui infliger le supplice d'une infirmité dégoûtante, sans rien faire pour enrayer l'évolution du mal. Ce cas, absolument inaccessible par la voie périnéale, paraît être sur la limite des cas opérables par la voie sacrée. »

L'opération de Kraske, faite le 23 juillet 1891, fut très pénible ; elle montra des adhérences intimes de la tumeur avec le péritoine, la vessie, les vésicules séminales et le canal déférent ; elle dura deux heures 1/4.

Abaissement du bout supérieur et suture au bout inférieur par un surjet de soie fine. La brèche du péritoine, suturée en avant avec l'intestin, ne put l'être en arrière et fut comblée avec de la gaze iodoformée.

Un gros drain est placé dans l'anus.

Les jours suivants, abcès et sortie des matières fécales en arrière. La suture intestinale lâche un peu, mais les adhérences péritonéales empêchent toute propagation du côté de la séreuse. Température, 38° et quelques dixièmes.

Mort rapide à la fin de la semaine.

Autopsie. — Pas de péritonite, abcès stercoral en arrière par suite du décollement des deux bouts de l'intestin. La mort paraît due à une pyélonéphrite ancienne du rein gauche, passée jusque-là inaperçue.

Cette observation présente plusieurs enseignements :

1° L'anus iliaque était absolument indiqué, à cause de la hauteur de la tumeur et de la nécessité de la délimiter en haut ;

2° Les troubles urinaires contre-indiquaient l'opération radicale ;

3° La hauteur de la tumeur permettait de prévoir le relâchement ultérieur des sutures, par suite des tiraillements qu'il faudrait exercer sur le bout supérieur pour l'amener au contact du bout inférieur ;

4° Enfin la perspective « d'une infirmité dégoûtante » chez un sujet jeune ne devait pas faire rejeter l'idée d'un anus iliaque, tout au plus devait-elle faire songer à un anus iliaque temporaire. D'ailleurs l'étendue des lésions soupçonnée devait imposer toutes les mesures de prudence.

Nous serons amené, au cours de notre étude, à préciser davantage chacun de ces points.

Peut-être est-ce aller un peu loin que de préconiser la colotomie iliaque en tant que moyen de diagnostic dans tous les cas de cancer rectal, et nous n'irons pas, avec

Quénu (1), jusqu'à prétendre qu'il serait désirable d'ériger en principe la laparotomie médiane et l'introduction de la main dans le cul-de-sac de Douglas avant toute intervention. Mais, il ressort des observations publiées que les erreurs commises l'ont été principalement lorsque le cancer était situé trop haut pour que sa limite supérieure pût être atteinte par le doigt passé à travers l'anus normal. Il nous semble donc rationnel de conclure que le toucher intra-abdominal doit être pratiqué toutes les fois que la limite supérieure de la tumeur ne peut être atteinte par le toucher rectal.

Une fois le diagnostic bien établi et la connaissance de la tumeur aussi parfaite que possible, le chirurgien doit se préoccuper des soins préliminaires à l'opération radicale. Il doit remonter l'état général autant que possible et pratiquer l'antisepsie du champ opératoire.

La colotomie iliaque répond, semble-t-il, à ces deux indications.

En effet, les avantages que nous avons reconnus à l'anus iliaque, considéré comme palliatif, se retrouvent ici encore. Les symptômes pénibles s'atténuent, l'appétit revient, l'écoulement sanieux et purulent disparaît en grande partie ; le malade, se sentant mieux, reprend courage et son état général s'améliore. En 1896, à la Société de chirurgie de Paris (séance du 22 juillet) et à l'occasion d'un rapport où M. Quénu conseillait d'attendre 12 jours après la colotomie avant de procéder à l'extirpation totale, M. Chaput affirma que deux jours suffisaient amplement, car une attente plus longue laissait le mal évoluer et le malade s'affaiblir. Tous les chirurgiens présents protestèrent

---

(1) Société de chirurgie de Paris (17 juin 1897).

et tous, Routier, Reclus, Tuffier, etc., furent d'avis que, loin de s'affaiblir après la colotomie, le malade, au contraire, prend des forces.

D'ailleurs, ce terme de deux jours, fixé par Chaput, est insuffisant pour répondre à l'indication essentielle de la colotomie ; il ne permet pas la désinfection de la tumeur.

L'idée originale de Pollosson, lorsqu'il préconisa la dérivation des matières avant l'extirpation, fut que cette intervention permettait la « séquestration » de la tumeur et sa transformation en une tumeur du petit bassin justiciable de la méthode antiseptique. Or il suffit de se représenter la paroi bourgeonnante, anfractueuse de l'ulcère cancéreux pour comprendre les difficultés de sa désinfection.

M. Quénu (1) est arrivé, après des lavages consciencieux avec de l'eau naphtolée, avec des solutions de permanganate à 1 pour 1000, et principalement avec de l'eau oxygénée, à cette conclusion : « On ne désinfecte pas un rectum, on atténue sa septicité ». Assurément, l'eau oxygénée officinale, diluée à 1/2, constitue un excellent désinfectant ; introduite dans le bout inférieur de l'anus iliaque à travers une sonde molle, elle ressort par l'anus normal indemne de micro-organismes au bout d'un certain nombre de lavages. Néanmoins, si l'on introduit, ce résultat étant obtenu, une solution de permanganate au millième dans l'ampoule rectale, et si on l'y laisse quelques minutes, on obtiendra avec elle des cultures très virulentes sur gélatine. Il est impossible, en effet, de porter l'antiseptique dans tous les culs-de-sac, dans tous les sillons qui délimitent les bourgeons épithéliaux.

_____

(1) Quénu et Hartmann, *Chirurgie du rectum,* tome II.

Aussi comprenons-nous l'insistance avec laquelle les chirurgiens affirment la nécessité d'enlever le rectum sans ouvrir sa cavité. Quénu et Hartmann, dans leur *Chirurgie du rectum*, recommandent en outre de ne pas trop tirer, au cours de l'opération, sur les parois rectales, de façon à éviter leur rupture et, par suite, l'infection des tissus avoisinants.

Pour parer à cette éventualité, au cas où elle viendrait à se produire, nous recommanderons, avec ces auteurs, l'assèchement préalable du rectum et le bourrage de sa cavité au moyen de gaze salolée. L'anus iliaque nous sera très utile pour réaliser cette seconde indication, car on ne saurait penser que l'assèchement et l'introduction de mèches de gaze sont possibles par la voie inférieure, au-dessus du rétrécissement cancéreux.

Nous trouvons là encore, une nouvelle indication de l'anus iliaque préliminaire.

On pourrait nous demander cependant : puisque l'antisepsie complète est impossible, pourquoi recourir à des précautions si nombreuses, qui retardent l'opération sans fournir pour cela une sécurité absolue ? Ne vaudrait-il pas mieux suivre la méthode allemande et se contenter d'une antisepsie relative par les lavements, les antiseptiques intestinaux, les purgatifs ? Il semble, en effet, que la résection du rectum entre deux ligatures élastiques, empêchant l'irruption de son contenu au milieu des tissus ambiants, constitue une précaution suffisante. Il n'en est pas moins vrai que, bien souvent, le rectum malade est rompu pendant l'opération et ce fait est indépendant de l'habileté du chirurgien. Pflüg le signale comme une cause importante de mortalité opératoire.

D'autre part, l'infection post-opératoire n'est-elle pas à craindre lorsque les matières arriveront sur des points de suture encore saignants au niveau du nouvel anus périnéal ou sacré? Les observations d'extirpation du rectum, sans anus iliaque préliminaire, indiquent toujours des suppurations post-opératoires, qui nécessitent un soin tout particulier à cause du voisinage du péritoine qui a été le plus souvent ouvert. Les fils de suture lâchent et des abcès péri-rectaux se constituent, ou bien le rectum tiraillé et abaissé se gangrène.

Enfin, quand le malade a surmonté tous ces dangers, l'anus peut se rétrécir et provoquer une obstruction intestinale.

Si maintenant, prenant les statistiques d'opérations radicales, nous examinons quelles sont les causes de mort, nous pourrons nous rendre compte que l'infection y entre pour la plus grande part.

Quénu et Hartmann (1), relevant les cas de mort publiés dans la thèse de Finet (2), qui porte sur 375 observations, trouvent 76 morts, qui se décomposent ainsi qu'il suit :

42 morts de complications septiques (péritonite, septicémie, gangrène, pyohémie) ;

16 de collapsus ;

3 de congestion pulmonaire ;

15 de causes diverses.

Ainsi que le font remarquer ces auteurs, la plupart des malades, morts dans les 48 premières heures avec le diagnostic de collapsus, meurent en réalité de septicémie suraiguë sans élévation thermique et peuvent entrer, de même que les morts par congestion pulmonaire dans la catégorie des morts par infection. Nous arrivons ainsi au

_____

(1) Voir *Chirurgie du rectum* (déjà cité).
(2) Voir à l'index bibliographique.

chiffre de 60 morts sur 76, attribuables à une cause infectieuse, tirant son origine de la plaie, soit une proportion de 80 0|0.

La statistique de Kronlein, publiée dans son rapport au Congrès de chirurgie de Berlin, en 1900, classe ainsi qu'il suit les 160 morts opératoires sur lesquelles porte son observation :

46 de pyohémie et de septicémie ;
37 de péritonite ;
32 de collapsus ;
21 de causes inconnues ;
24 de causes diverses ;
160 au total.

En additionnant les cas de mort par péritonite à ceux par pyohémie, nous arrivons au chiffre de 83, soit une proportion de 51,8 0|0. Si nous ajoutons à ce chiffre les 32 morts par collapsus, nous obtenons la proportion de 71,8 0|0 de morts par infection au niveau de la plaie.

Ces statistiques montrent, tout d'abord, que l'extirpation totale du rectum est une opération grave, puisqu'elle comporte une mortalité opératoire qui oscille autour de 20 pour cent. Il est donc indispensable de prendre toutes les mesures susceptibles d'écarter les dangers qui lui sont indifférents.

Le principal de ces dangers est l'infection, de l'aveu même des auteurs allemands, qui cependant ont rarement recours à la colotomie. Or, il est incontestable que le détournement des matières constitue une garantie d'asepsie qui ne saurait exister avec les anus sacrés ou même, après une simple amputation, avec un abouchement du rectum en son lieu normal.

D'ailleurs la préférence du chirurgien pour un anus ou sacré périnéal ne devrait pas entrer en ligne de compte dans l'établissement d'un anus iliaque préliminaire. L'anus iliaque peut n'être que temporaire et ne gêne en rien l'abaissement ultérieur du rectum et son abouchement en un point quelconque de la région périnéale ou sacrée. Il est facile, en pratiquant le toucher abdominal, de se rendre compte de la hauteur du cancer et de la quantité d'intestin qu'il faudra abaisser. On place l'anus soit à l'union du colon descendant, soit à la partie supérieure de l'anse sigmoïde ; on laisse filer ensuite dans l'abdomen la quantité d'intestin suffisante, mais seulement suffisante, car une longueur trop grande favoriserait plus tard la production d'un prolapsus.

On peut affirmer par conséquent que l'anus iliaque, loin de nuire à l'abaissement du rectum après la résection, favorise au contraire cet abaissement et met le nouvel anus dans les meilleures conditions possibles de cicatrisation en empêchant les matières fécales de venir buter contre les sutures et de les forcer en infectant les tissus voisins. L'anus périnéal et sacré une fois bien constitué, il suffit de supprimer l'anus iliaque par un des nombreux procédés connus.

En admettant même que l'anus iliaque ne fût d'aucune utilité dans la préparation d'une extirpation totale du rectum, il n'en résulte pas moins d'une statistique de Kronlein que cet anus deviendra indispensable plus tard pour les deux tiers des opérés. Kronlein trouve, en effet, que le un septième seulement des malades ayant subi l'opération radicale, bénéficie d'une guérison durable. Les morts opératoires s'élevant à un cinquième des cas, il reste, à peu près, les deux tiers des opérés, chez lesquels une récidive plus ou moins tardive imposera le traitement palliatif, c'est-à-dire la colotomie. Nous ne pensons pas qu'on puisse se repentir d'avoir accompli d'emblée une opération à laquelle il faudra se résoudre plus tard, dans des conditions moins bonnes le plus souvent.

Plusieurs raisons nous paraissent donc militer en faveur de la création d'un anus iliaque, comme premier temps dans une extirpation totale du rectum cancéreux. Tout d'abord, l'incision à la paroi abdominale, qu'il nécessite, permet de limiter nettement la tumeur et de préciser le diagnostic. Il permet ensuite d'écarter dans la mesure du possible, les dangers d'infection de la plaie au cours de l'opération et pendant les suites opératoires. Il permet et favorise la reconstitution de l'anus normal dans le cas où elle est possible, de telle sorte que la perspective déplaisante d'une infirmité constituée par l'anus iliaque ne saurait être considérée comme une contre-indication à sa constitution, mais plutôt comme une indication, étant donnée la possibilité de le fermer dès qu'une voie d'expulsion normale est ouverte au cours des matières. Nous ajouterons à cela que la lecture des observations nous a permis de constater que la sphinctérisation et, par suite, la continence des matières avait lieu plus rapidement au niveau de la fosse iliaque qu'au niveau de la région sacrée ou périnéale.

CHAPITRE IV

OBJECTIONS FAITES A L'ANUS ILIAQUE

Malgré ses avantages incontestables, l'anus iliaque
supporte des objections.

Les malades, dit-on, se résolvent très difficilement à
une intervention qui laissera après elle une infirmité répu-
gnante. Cette infirmité et les soins qu'elle réclame forcent
le malade à changer de métier, de façon de vivre, à aban-
donner toute vie publique.

Il serait superflu de nier que l'anus iliaque constitue
une gêne pour celui qui le porte. Mais nous ne saurions
admettre l'argument tiré de la répugnance du malade pour
une pareille intervention. Nous nous plaçons, et c'est le
seul moyen pour nous de raisonner sur des faits, dans la
situation d'un chirurgien, à la conscience duquel le malade
se livre tout entier. Il existe certainement des malades,
rebelles à toute intervention, avec lesquels le chirurgien
doit user de toute son influence pour les amener à accepter une opération nécessaire. On est obligé de compter
avec un pareil état mental dans la pratique, mais c'est aux
chirurgiens qu'il appartient de le faire disparaître. Nous
pensons, avec M. Pollosson, que les malades accepteront
d'autant mieux à l'avenir l'idée d'un anus iliaque, que les
chirurgiens, divulguant les cas favorables, exprimeront

plus nettement leur opinion. La seule question qui nous intéresse est celle de savoir si la colotomie iliaque doit être utile au malade.

Quels sont donc les inconvénients inhérents à l'anus iliaque ? Le port d'une pelote obturant l'orifice, ou mieux le port d'un appareil récepteur des matières sont indispensables pour garantir le colotomisé contre une irruption intempestive de matières. Toutefois, beaucoup de herniaires sont dans une situation analogue et leur vie n'est pas considérée cependant comme insupportable.

Les observations nombreuses de colotomie iliaque montrent, d'autre part, qu'en fait les malades s'accommodent parfaitement à leur situation nouvelle. Notre observation IV en est un exemple démonstratif ; il s'agit d'une femme à laquelle une toilette quotidienne suffisait pour maintenir son anus iliaque dans un état de propreté satisfaisant ; elle sentait le besoin d'aller à la garde-robe un moment avant l'émission des matières et avait, par conséquent, le temps de s'y préparer ; elle vaquait à ses occupations ordinaires, allait au théâtre, dans le monde, etc.....
Le malade qui fait l'objet de notre observation I présentait des conditions analogues.

Les cas de cet ordre abondent ; entre autres, voici ce qu'écrivait à M. Quénu, quelque temps après l'opération, une malade que ce dernier avait opérée d'un cancer du rectum par la voie abdomino-périnéale : « L'anus (1) fonctionne très bien ; il y a en moyenne deux selles par jour ; l'appétit est excellent et la digestion parfaite. Plus de migraines, ni de maux de tête. Je mange de tout et je vois mes forces augmenter d'un jour à l'autre. J'ai repris toutes mes habi-

(1) *Chirurgie du rectum*, p. 309 (Quénu et Hartmann).

tudes dans la maison et fais des courses assez fréquentes, mais encore courtes. La cicatrice de l'anus est bien fermée ; il existe cependant de la sensibilité dans le dos, depuis la taille jusqu'à l'anus ; il se produit parfois comme un besoin d'aller par les anciennes voies naturelles. »

Nous pourrions multiplier de pareils exemples. On utilisera à ce sujet les observations publiées dans les thèses de Clarot, Adamski, Labordère, Delétré, etc..... (voir à l'index bibliographique).

On reproche encore à la colotomie iliaque préliminaire d'utiliser à son profit une énergie morale que le malade devrait consacrer tout entière à l'opération radicale. Le malade, dit-on, accepte bien une première intervention, mais moins bien une seconde. Nous croyons avoir démontré que les bienfaits consécutifs à la colotomie, bienfaits à la fois d'ordre organique et d'ordre moral, compensaient largement l'énergie morale perdue dans l'appréhension pré-opératoire. D'ailleurs, la cocaïnisation, suivant le procédé de Reclus, rendrait l'opération insignifiante, même pour les pusillanimes.

CHAPITRE V

PROCÉDÉS OPÉRATOIRES

PROCÉDÉ DE LITTRE

Le procédé imaginé par Littre, mais appliqué pour la première fois par Pillore, de Rouen, est d'une très grande simplicité. Le malade étant couché sur le dos, on fait, à 2 centim. au-dessus de l'arcade crurale et parallèlement à elle, une incision de 5 centimètres environ sectionnant successivement : 1° la peau ; 2° le fascia superficialis et le tissu cellulaire sous-cutané ; 3° le muscle grand oblique et son aponévrose ; 4° le muscle petit oblique ; 5° le muscle transverse ; 6° le fascia transversalis ; 7° le tissu cellulaire situé entre le fascia transversalis et le péritoine ; 8° le péritoine pariétal ; 9° le péritoine viscéral adhérent à l'S iliaque.

L'intestin reconnu est amené au contact de la plaie opératoire et suturé à ce niveau. On sectionne alors l'intestin longitudinalement, par une incision parallèle à celle de la paroi.

PROCÉDÉ DE VERNEUIL

Verneuil, partisan de la méthode de Littre, fut cependant amené à lui reconnaître deux inconvénients principaux :

1° L'absence d'éperon ;

2° Le rétrécissement consécutif.

Dans le cas de cancer du rectum, en effet, l'anus ilia-que a pour principale indication d'empêcher le passage des matières à la partie inférieure et les accidents qui en résultent. L'anus de Littre remplit cette indication d'une façon tout à fait insuffisante ; les deux bouts intestinaux se continuent à angle très obtus et les matières ont ten-dance à continuer leur chemin et à venir s'accumuler au-dessus du rétrécissement néoplasique, au lieu de passer par l'anus artificiel.

Pour parer à cet inconvénient, Verneuil augmenta la couture intestinale, simplement ébauchée dans le procédé de Littre, et constitua un éperon séparant nettement les deux bouts intestinaux. Les matières ne pouvaient ainsi passer dans le rectum.

Le second défaut reproché par Verneuil à l'anus de Littre réside dans sa tendance au rétrécissement.

Il est évident, en effet, que la boutonnière musculaire forme une sorte de sangle, qui tend à rétrécir l'orifice anal. D'autre part, les sutures unissant l'intestin à la paroi suppurent toujours quelque peu ; en produisant du tissu cicatriciel qui se rétracte et rétrécit l'orifice. La section intestinale, elle aussi, est soumise à la même cause de rétrécissement. On comprendra, dès lors, que la dilatation mécanique soit à peu près inefficace pour parer à cet inconvénient, car les tissus cicatriciels sont inextensibles. On peut agrandir ultérieurement l'incision, si le rétrécis-sement se produit ; mais cette opération entraîne de nou-velles suppurations ennuyeuses et conduit parfois au prolapsus, dans les cas où l'incision libératrice a été trop étendue.

Verneuil crut parer à cet inconvénient en faisant une

incision, non plus à peu près parallèle aux fibres des muscles abdominaux, mais perpendiculaire à leur direction.

On peut décomposer son procédé en quatre temps :

Premier temps. — L'abdomen est ouvert par une incision de quatre à cinq centimètres sur une ligne allant de l'ombilic à l'union du tiers externe et des deux tiers internes de l'arcade crurale, la partie inférieure s'arrêtant à deux travers de doigt de cette arcade.

On fait l'hémostase avant d'ouvrir le péritoine et l'opération, d'abord commencée avec le bistouri, se continue avec les ciseaux et la sonde cannelée.

Deuxième temps. — Le doigt introduit dans l'ouverture va à la recherche de l'anse oméga. On la reconnaît à ses bosselures, à ses bandes longitudinales, à ses franges épiploïques, et surtout au méso que forme le péritoine en se réfléchissant du psoas sur elle. Le doigt est arrêté à ce niveau et doit contourner l'anse sigmoïde, pour aller plus loin.

On l'attire alors au dehors, jusqu'à ce qu'elle produise au-dessus de la surface cutanée une saillie de la grosseur d'un œuf de pigeon. On la transfixe à son insertion mésentérique par deux aiguilles reposant d'autre part sur la paroi de l'abdomen.

Troisième temps. — On affronte soigneusement les feuillets pariétal et viscéral du péritoine par des sutures au fil d'argent, en évitant autant que possible de pénétrer dans la cavité intestinale pour éviter l'infection des fils. On enlève ensuite les aiguilles.

Quatrième temps. — On ouvre l'intestin au thermocautère et l'on réséque les trois quarts de la circonférence de l'intestin, en se tenant toujours à une certaine distance des sutures, un centimètre environ, de façon que l'orifice soit bordé par une collerette de la paroi intestinale.

Il se forme alors un éperon et les deux bouts intestinaux s'accolent comme les deux canons d'un fusil.

Ce temps constitue une colostomie, c'est-à-dire une résection d'une partie du côlon, tandis que l'opération correspondante de Littre se bornait à une colotomie qui est une section simple de l'intestin.

PROCÉDÉ DE MADELUNG

Madelung proposa, au Congrès allemand de chirurgie (Berlin, 1884), de sectionner complètement l'intestin et de fermer le bout inférieur, après en avoir invaginé la marge, et de le laisser tomber dans l'abdomen, tandis que le bout supérieur serait fixé à la plaie.

Ce procédé est totalement abandonné aujourd'hui, bien qu'il rende le passage des matières dans le rectum impossible. Il est, en effet, dangereux en ce qu'il a parfois permis de fermer par erreur le bout supérieur au lieu de l'inférieur. Il ne permet pas, en outre, le reflux des sécrétions rectales dans les cas où le rétrécissement cancéreux empêcherait leur expulsion au niveau de l'anus normal. Surtout, il rend impossible le lavage du rectum, et ce fait seul suffirait à le faire rejeter, non seulement dans les cas de colotomie iliaque préliminaire à une extirpation totale, mais dans les cas même de colotomie pour cancer inopérable, à cause de l'importance que prennent, dans n'importe quel cas, les lavages de la tumeur.

Procédé de Maydl-Reclus

L'originalité de ce procédé consiste à supprimer le troisième temps de l'opération de Verneuil, c'est-à-dire la suture de l'intestin à la paroi, et à attendre, pour ouvrir l'anse herniée, que les adhérences se soient formées entre le péritoine pariétal et le péritoine viscéral. La colostomie se fait en deux séances. Le procédé de Verneuil semble, par conséquent, devoir être conservé pour les cas seulement où les accidents d'obstruction commandent une intervention immédiate.

Mais le procédé de Maydl et Reclus constitue, lorsqu'il est indiqué, un progrès très réel sur celui de Verneuil. Les sutures, dans ce dernier cas, s'infectaient presque fatalement et formaient des abcès péri-anaux, qui constituaient un danger sérieux à cause du voisinage de la cavité péritonéale. Il est vrai de dire cependant que cette infection est moins certaine dans les cas d'obstruction chronique qui indiquent précisément la colotomie en deux temps.

Les techniques de Maydl et de Reclus diffèrent un peu, mais l'idée fondamentale est la même. Tandis que Maydl suture l'intestin à la paroi et les deux bouts l'un à l'autre, lorsque les adhérences péritonéales ont rendu impossible toute propagation de l'infection à la séreuse, Reclus abandonne à elle-même l'anse prolabée et retire, dès le dixième jour, la sonde de soutien, qui transfixe son méso près de l'insertion intestinale. Les adhérences suffisent à la maintenir.

L'incision de l'S iliaque se fait au sixième jour dans le procédé de Reclus, au quatorzième dans celui de Maydl

Il s'agit, dans les deux cas, non plus d'une résection d'une partie de la muqueuse, comme dans le procédé de Verneuil, mais d'une incision transversale, qui porte sur les trois quarts environ de la circonférence intestinale.

En outre, Reclus évite, grâce à l'anesthésie locale à la cocaïne, les dangers du sommeil chloroformique et, en particulier, les efforts de vomissements consécutifs, qui pourraient provoquer des tiraillements de l'anse herniée et gêner la formation des adhérences.

On pourrait reprocher théoriquement à cette méthode son peu d'efficacité contre les dangers d'obstruction et croire que ces phénomènes vont persister pendant six ou quatorze jours, puisque l'ouverture de l'anus se fait à l'une de ces deux dates, suivant que l'on adopte le procédé de Reclus ou celui de Maydl. En fait, cependant, le malade est soulagé, dès que l'intestin est attiré au dehors, surtout si l'on a la précaution de lui administrer 0 gr. 10 d'extrait thébaïque, comme le recommande Reclus. Cela s'explique probablement par l'arrêt des matières, qui ne viennent plus peser sur la tumeur. Le malade peut ainsi prendre patience.

Dans un seul cas observé par M. Schwartz et cité dans la thèse d'Adamski (observation V), on vit persister des douleurs après le premier temps de l'opération. Clarot cite un cas analogue ; mais on avait négligé d'administrer de l'extrait thébaïque.

Sur ce procédé en deux temps sont venus se greffer des procédés secondaires, portant sur des modifications de détail. C'est ainsi que la section transversale de M. Schwartz (1), au lieu de porter simplement sur une

_____

(1) *Revue générale de clinique et de thérapeutique*, n° 42, 14 oct. 1900.

partie de l'intestin, comprend tout le calibre de l'anse et dégage du même coup la sonde fixatrice. Ce procédé aurait pour effet de rendre les rétrécissements impossibles.

Procédé de Gangolphe

Gangolphe a publié en 1900, dans la *Revue de Chirurgie* (1900, page 179), un procédé qui modifie, dans une assez large mesure, la méthode de Reclus.

Premier temps. — Il recommande, dans le cours de l'incision, d'ouvrir le moins largement possible les plans musculo-aponévrotiques, pour remédier au prolapsus.

L'anse est recherchée et attirée au dehors, comme dans les autres procédés, mais en quantité d'autant plus grande que son méso est plus long, car il faut se souvenir qu'une grande longueur de méso, laissée dans l'abdomen, constitue pour plus tard une tendance au prolapsus.

On perfore ensuite le méso-côlon à deux ou trois centimètres de son insertion intestinale, au moyen d'une pince hémostatique, qui ramène un fil de soie double. Chacun des fils étant dirigé vers une extrémité du pédicule, après enchaînement réciproque, on formera deux ligatures, l'une à droite, l'autre à gauche, de façon à séparer l'anse herniée de la partie supérieure et inférieure de l'intestin.

Cette partie herniée est destinée au sphacèle. On l'isole du péritoine par une collerette de sutures séro-séreuses. Un double plan de catgut ferme le péritoine, en laissant juste l'espace nécessaire à l'issue de l'anse.

On entoure l'anse herniée avec de la gaze iodoformée et l'on place par-dessus un pansement iodoformé ou salycilé.

Deuxième temps. — Au bout de quarante-huit heures, on enlève le pansement et on ouvre l'anse au thermocautère, sans attendre le sphacèlé complet pour ne pas perdre de temps. On lave à l'eau bouillie, on supprime au thermocautère une grande partie de l'anse, et on laisse la nature régulariser la plaie.

L'auteur appuie sa méthode sur 16 observations personnelles ; il n'a eu qu'à se louer des résultats. Les selles se sont régularisées ; deux toilettes quotidiennes suffisaient, et une simple pelote, tenue par une ceinture, permettait d'empêcher tout écoulement dans l'intervalle. Dans un seul cas, il y a eu un prolapsus ; mais alors même il y avait continence.

PROCÉDÉ DE HARTMANN

M. Hartmann a, lui aussi, décrit un procédé dérivé de celui de Reclus, procédé décrit dans la thèse de son élève Deletré (Paris 1898-99, n° 578).

Le point important est l'application à l'anus iliaque de la technique préconisée par Mac-Burney, pour l'opération de l'appendicite à froid, dans le but d'éviter les éventrations ultérieures.

Après avoir sectionné la peau, le tissu cellulaire sous-cutané et l'aponévrose du grand oblique suivant une ligne parallèle à l'arcade crurale, on dissocie les fibres du muscle avec une sonde cannelée. Cette sorte de boutonnière musculaire est élargie par deux écarteurs perpendiculaires à sa direction.

On tombe alors sur le petit oblique, on agit de même que tout à l'heure et deux nouveaux écarteurs permettent de découvrir, au fond de la plaie, les fibres du muscle transverse que l'on dissocie encore parallèlement à leur direction.

La section du péritoine, la recherche de l'anse se font comme dans les autres procédés.

Une fois l'anse extériorisée, M. Hartmann la soutient grâce à une mèche de gaze iodoformée passée au travers de son méso et une autre mèche qui l'entoure et la soulève légèrement au-dessus du plan abdominal. On fait par-dessus un pansement avec des compresses blanches que l'on changera au bout de 48 heures pour ouvrir l'anse par une petite incision de 2 centimètres, faite en amont de l'éperon. Le sixième jour, on enlève la gaze jaune qui entoure l'intestin ; le dixième, on coupe le rouleau de gaze passé au travers du méso en ménageant soigneusement les adhérences péritonéales.

L'intestin rentre peu à peu et l'anus est définitivement constitué au bout d'une vingtaine de jours.

La dissociation des fibres en étoile forme une sorte de sphincter qui favorise la continence, et, suivant l'auteur, les malades opérés de cette façon présentent, avant l'évacuation, une sensation de besoin qui leur donne le temps de se préparer à la garde-robe.

De l'étude de tous ces procédés, il résulte que celui de Verneuil s'impose quand l'indication d'intervenir est urgente, en présence de phénomènes d'obstruction aiguë par exemple.

Les procédés en deux temps offrent des garanties plus grandes de bon fonctionnement, surtout lorsqu'il s'agit d'instituer un anus iliaque définitif.

Parmi eux, il est facile de choisir ce que chacun a d'original et d'utile pour obtenir un anus présentant le plus d'avantages possible. On peut combiner, par exemple, la dissociation en toile des muscles de la paroi

préconisée par Hartmann, avec la hernie aussi considérable que possible de l'anse et sa ligature au niveau du
pédicule suivant le procédé de Gangolphe, procédé qui
tient compte des observations de Schwartz relatives au
rétrécissement et de ce fait d'expérience qu'une trop
longue portion de méso laissée dans l'intestin, favorise
le prolapsus ultérieur.

Tous les procédés comptent d'ailleurs à leur actif de
nombreux cas favorables.

CHAPITRE VI

SOINS ET TRAITEMENTS CONSÉCUTIFS

L'anus contre nature une fois établi, les accidents dus
à la rétention fécale écartés, le malade ne doit pas être
perdu de vue avant que le fonctionnement du nouvel anus
ne soit assuré. Il faut :

Établir d'abord, puis, régulariser le cours des matières ;

Combattre les complications ;

Prescrire au malade son régime, son genre de vie et,
au besoin, une médication appropriée aux accidents, tels
que diarrhée, constipation, épreintes ;

Enfin, indiquer au malade un appareil destiné à rem-
placer le pansement.

1° En cas d'obstruction aiguë ou subaiguë, les matières
sortent en abondance dès que l'intestin a été incisé ;
parfois même cette débâcle s'éternise et l'on doit faire
coucher le malade sur le côté gauche pour laisser l'intestin s'évacuer le plus possible.

On lave ensuite soigneusement la plaie avec une solution antiseptique. Dans le cas d'anus en un temps,
l'infection étant à redouter, il faut redoubler de précautions et faire un pansement des plus soigneux : Panser
avec de la gaze iodoformée ou des compresses humides

que l'on recouvre avec du coton hydrophile ; on met par-dessus du coton ordinaire. Le pansement devant être compressif, on place un bandage de corps assez serré.

On change le pansement toutes les fois qu'il est nécessaire, mais les selles se régularisent bientôt, ainsi que nous l'avons vu, et deux toilettes par jour suffisent habituellement.

2° Dans d'autres cas, le plus ordinairement dans les obstructions chroniques, rien ne sort à l'incision de l'intestin. S'il n'y a pas de phénomènes graves d'obstruction, tels que hoquet, vomissements, on attend 48 heures. Passé ce délai, il faut intervenir. On commence par s'assurer quel est le bout supérieur de l'anus, celui qui est en rapport avec l'estomac, car on ne peut *a priori* les reconnaître l'un de l'autre. On reconnaît le bout inférieur à ce qu'une injection liquide poussée dans son intérieur, du lait le plus souvent, ressort par l'anus normal, à moins que le rétrécissement cancéreux ne soit absolument infranchissable. On énuclée ensuite les masses dures retenues dans le bout stercoral, soit avec les doigts, si cela est possible, soit en s'aidant de lavements émollients. La plus grande prudence est de rigueur, afin d'éviter la blessure de la muqueuse, aussi doit-on restreindre autant que possible l'usage des curettes.

On combat ensuite les accidents, suivant les moyens appropriés à chacun d'eux :

Contre la constipation, le régime lacté mixte, des purgatifs légers, comme l'huile de ricin, ou une association de calomel 0,40 centigr. et de scammonée à 0,60 centigr. peuvent être combinés avec le massage intestinal.

Si les vomissements venaient à se produire, on donne des aliments glacés.

Si le malade est faible, on le réconforte avec quelques

gouttes de liqueur d'Hoffmann, de l'élixir de Garus et l'on donne du quinquina, des arsenicaux, qui lutteront contre l'anémie et remonteront l'état général. Le régime a aussi son importance à ce point de vue ; il devra être aussi substantiel que possible sans toutefois surcharger le tube digestif. Des mets difficilement digestibles auraient pour effet de provoquer ces diarrhées rebelles qui fatiguent les malades et les conduisent rapidement à la cachexie. On donne, par exemple, du filet, du tapioca, du lait (voir Obs. IV), de la poudre de viande, des peptones.

Contre les épreintes qui persistent, quoique atténuées, après la colostomie, le lavage du rectum constitue le meilleur des traitements , mais dans les cancers non opérés, il arrive un moment où les douleurs peuvent être calmées seulement par l'opium. On l'administre sous forme de chlorhydrate de morphine pour éviter la constipation consécutive à l'ingestion. Les doses devront être modérées pour éviter autant que possible la morphinomanie ; mais c'est là, le plus souvent, un mal inévitable et qui n'a, d'ailleurs, pas une importance considérable chez des sujets fatalement voués à la mort.

L'érythème autour de l'anus est souvent la conséquence d'une diarrhée acide ou d'un défaut de pansement. Il suffit pour le faire disparaître de renouveler le pansement autant de fois que le malade va à la selle ; l'application d'une pommade à l'oxyde de zinc active la disparition des phénomènes.

Le phlegmon péri-anal se montre surtout dans les colotomies en un temps, à cause de l'infection des sutures unissant l'intestin au péritoine et à la paroi abdominale. On traite par l'ouverture et on draine.

Le chirurgien, dans son ouverture de la paroi abdominale, est obligé de se tenir dans une juste limite entre deux dangers, le prolapsus si son incision est trop grande, le rétrécissement si elle est trop petite. Il arrive parfois que, malgré le meilleur choix dans le procédé, l'anus iliaque a une tendance fâcheuse à se reformer. On lutte contre le rétrécissement en incisant et en débridant autour de l'anus. On ne doit recourir à la dilatation mécanique qu'avec prudence, le tissu de cicatrice étant peu extensible et les manœuvres de dilatation risquant de léser la muqueuse.

Si le prolapsus vient à se produire, le mieux est de porter soit une pelote qui le maintiendra, soit un appareil comme celui de Verneuil décrit dans la thèse de Buhot (Paris, 1885) et destiné à lutter contre le rétrécissement et le prolapsus, grâce à deux demi-cylindres en caoutchouc pénétrant dans chaque orifice ; soit, mieux encore, l'obturateur de Collin, qui permet de maintenir le prolapsus s'il existe, de lutter contre la mauvaise odeur, et laisse le malade libre de vaquer à ses occupations.

En l'absence de complications, le malade devra être simplement porteur d'un appareil, capable de parer à une émission involontaire des matières. Le godet creux décrit dans notre observation IV suffira ordinairement.

OBSERVATION IV

(Publiée dans la thèse de Molinié, Montpellier 1888-1889, n° 7)

Clémentine C..., de Montpellier, 30 ans, sans profession, entre à l'hôpital le 30 mai 1888, salle Sainte-Marguerite, n° 4. Comme antécédents héréditaires, rien de particulier ; son père est mort, il y a 5 ans, à l'âge de 71 ans ; il était paralysé. Sa mère vit encore et est même très bien portante. La malade dit n'avoir jamais vu personne dans sa famille atteint de tumeur.

Elle a perdu trois frères ou sœurs en bas âge, mais de maladies aiguës (croup, etc.).

Antécédents personnels. — Elle est mariée, a un enfant de 12 ans en parfaite santé. Ses règles sont toujours très irrégulières. N'est ni alcoolique, ni syphilitique. Tempérament très nerveux, elle a des crises nerveuses et est sujette aux migraines. Pas de dysenterie, pas d'ingesta caustiques. A eu un rhumatisme articulaire et souffre de douleurs lorsqu'il se produit un changement de température ; il y a cependant deux mois et demi qu'elle n'a rien ressenti. A part cela, elle n'a jamais eu de maladies l'obligeant à garder le lit.

Mariée à 15 ans, elle a accouché une première fois et d'une façon normale à 16 ans et demi. A 18 ans et demi elle a eu une grossesse gémellaire, et l'on a été obligé, pour la délivrer, de pratiquer la version. S'étant levée le huitième jour après la délivrance, elle a été forcée de se remettre au lit le vingt-cinquième, car elle était atteinte d'une pelvi-péritonite. Les douleurs du ventre ont persisté et, depuis sa pelvi-péritonite, la malade est sujette à la constipation et souffre beaucoup chaque fois qu'elle va à la selle. M. le docteur Dunal est alors consulté.

Enfin, comme début de la maladie, Mme C... nous a raconté qu'il y a huit ans, outre les douleurs occasionnées par la constipation, elle en a ressenti de nouvelles venant s'ajouter aux premières et siégeant dans le ventre, mais particulièrement dans la fosse iliaque gauche et à l'anus. Elle avait des envies constantes d'aller du corps et, le jour, rendait par le rectum des glaires quelquefois sanguinolentes. A l'examen on constata alors des hémor-

roïdes. Elle a souvent souffert des reins ; mais, malgré
cela, n'a jamais eu de troubles de la miction urinaire.

A son entrée à l'hôpital elle a de l'anorexie, des vomissements alimentaires et bilieux, sa diarrhée habituelle et
rend par l'anus des matières filiformes.

Examen. — A l'examen, M. le professeur Tédenat
trouve un anus non induré, mais garni dès l'entrée de
brides douloureuses dont il est impossible de reconnaître
la nature. S'agit-il de végétations chéloïdiennes, épithé-
liomateuses ou cicatricielles ? Dans une consultation
tenue par MM. les professeurs Dubrueil, Tédenat et
Grasset, on constate que l'orifice anal est rétréci au point
de ne pas permettre l'introduction même du petit doigt.

Le lendemain, 31 mai, M. le professeur Tédenat pratique la colotomie iliaque suivant le procédé de Verneuil.
On fait une injection de morphine et d'atropine. La malade
s'endort très facilement sous l'influence du chloroforme,
et le chirurgien commence immédiatement l'opération.
Il fait une incision de 6 centimètres en dehors de l'épigas-
trique et à 4 centimètres au-dessus de l'arcade crurale ;
puis il coupe l'aponévrose du grand oblique, du petit
oblique, du transverse, et enfin il ouvre le péritoine : dès
que la séreuse est ouverte, il sort une masse d'épiploon
aux franges graisseuses, que M. Tédenat a de la peine à
faire rentrer.

L'intestin grêle vient aussi à plusieurs reprises faire
saillie. Le chirurgien va alors à la recherche du côlon
avec le doigt, et après avoir senti la partie inférieure de
l'S iliaque indurée et envahie par le néoplasme, il amène
dans la plaie la partie supérieure qui est saine encore.
On trouve dans le péritoine un peu de liquide citrin. On
avait, au préalable, posé une série de pinces sur tout le

pourtour de la plaie péritonéale, afin d'empêcher le décollement du péritoine pariétal.

Enfin, on suture ensemble avec du fil n° 3 : 1° une portion de l'épaisseur de la paroi antérieure du côlon, en ayant grand soin de ne pas pénétrer autant que possible dans sa cavité ; 2° le péritoine ; 3° la peau. Une fois la collerette de sutures terminée, on enlève au thermocautère un lambeau circulaire de la paroi antérieure du côlon ; lambeau limité de tous côtés par les sutures, mais s'arrêtant à un demi-centimètre environ de chacune d'elles. L'intestin ouvert, il sort quelques matières fécales à peu près molles, et l'éperon vient faire saillie.

Il y a eu très peu d'hémorragie, et M. Tédenat termine l'opération en roussissant les bords de la plaie au thermocautère.

Comme pansement : de l'iodoforme, de la gaze iodoformée sur la plaie, du coton tout autour ; et enfin par-dessus tout, une couche d'ouate et une bande.

On réconforte le malade avec : teinture thébaïque, liqueur d'Hoffmann et élixir de Garus.

1er juin. — T. 37°4. P. 100. La malade a vomi une fois pendant la nuit. Elle avait une rétention d'urine depuis 14 heures, mais enfin elle a uriné deux fois cette nuit. On essaye de pratiquer le cathétérisme, mais il est impossible, la sonde s'arrêtant à 1 centimètre environ du méat, retenue probablement par une valvule. La malade a peu souffert de la plaie, n'a pas rendu de matières par l'anus artificiel. L'éperon fait saillie. M. Tédenat prescrit : eau gazeuse glacée, lait glacé.

2 juin. — T. 38° ; 37°6. La journée d'hier a été bonne, la nuit aussi, et la malade n'a pas vomi. Pouls nerveux, langue blanche, pas de coliques.

Pas de matières rendues par la plaie.

3 juin. — T. 38°5 ; 37°7. Pas de matières rendues. Il y a un peu d'écoulement liquide par l'anus périnéal. On voit sur l'éperon gonflé et hernié un petit lambeau muqueux.

4 juin. — T. 37°3 ; 37°4. Toujours pas de matières, mais la malade a rendu beaucoup de gaz par l'anus iliaque. L'état général est excellent. Comme la langue est blanche, M. Tédenat prescrit 0,40 centigr. de calomel associé à 0,60 centigr. de scammonée, à prendre le lendemain matin. La malade a ses règles aujourd'hui pour la première fois depuis deux mois.

L'analyse des urines, faite par M. Rauzier, interne, donne :

Couleur	:	ambrée, claire.
Quantité	:	1350 gr.
Réaction	:	faiblement acide.
Densité	:	1011.
Urée	:	9,34 par litre $=$ 11,275 p. 24 heur.
Albumine	:	0,50.
Sucre	:	0.

Dépôt abondant composé de globules blancs, mucus, cellules épithéliales isolées ou agglutinées ; pas de cylindres granuleux.

5. — T. 37°7 ; 37°3. N'a pas vomi son purgatif, mais a des nausées. N'est pas allée du corps, bien qu'elle ait pris le purgatif depuis 2 heures.

6. — Est allée très abondamment par l'anus iliaque, sans cependant trop souffrir. Pas d'inflammation. Prescriptions : tapioca, filet.

8. — T. 37° ; 37°. Défèque abondamment et souffre ce matin de coliques. Ablation, peut-être un peu tardive, des points de suture. La suture a lâché, en effet, à la partie

externe sur 2 centimètres de pourtour, ce qui explique les douleurs. La malade sent des coliques avant de déféquer.

10. — Diarrhée, est allée à la selle deux ou trois fois dans la journée ; très peu de glaires par l'anus normal ; la malade, qui se sent très soulagée, peut être portée sur un canapé.

11. — La diarrhée a continué et M. Tédenat prescrit de l'eau de Vals.

12. — La diarrhée persiste toujours ; quatre selles depuis hier. Malgré cela, la malade va bien et ne souffre pas.

14. — Deux selles moulées ; érythème autour de la plaie. Pommade à l'oxyde de zinc. Ne retient pas encore les matières.

16. — La malade, qui se trouve bien, peut se lever et même marcher.

19. — Une selle moulée. La malade sent des coliques avant d'aller à la selle, mais elle ne peut retenir ses matières. Il s'écoule quelques glaires à travers l'anus normal. L'état général est excellent.

21. — La malade a rendu par le rectum quelques matières solides, et cela avec des douleurs assez vives. Cette émission a été suivie d'un écoulement glaireux. Il se peut que le passage des matières dans le bout inférieur ait été favorisé par le pansement compressif et peu absorbant. M. Tédenat croit qu'il s'agit de matières stationnant dans le rectum depuis l'opération. Il introduit deux sondes en gomme dans les deux bouts de l'intestin et lave le rectum en faisant passer de l'eau boriquée tiède de haut en bas. L'éperon est très bien réussi et la plaie réduite à 2 centimètres.

On fait aujourd'hui un pansement non compressif.

22. — T. 38°6 ; 36°7. Langue sale. Hier, douleurs dans

la fosse iliaque droite et au niveau du creux de l'estomac. Pas de vomissements ; pas d'épistaxis, ni de douleurs lombaires. Cependant abattement. M. Tédenat prescrit 0,50 centigr. de sulfate de quinine et de l'eau de Vals.

A partir de ce jour, apyrexie complète. La malade se lève dès le lendemain et marche sans douleur. Elle fait construire un appareil destiné à recueillir les matières fécales qui peuvent sortir pendant la journée ; c'est un vaste godet en caoutchouc durci, facile à laver, à rebords garnis de caoutchouc mou pour éviter de blesser l'abdomen. On le fixe par une ceinture et un sous-cuisse.

OBSERVATION V

(Inédite. — Due à l'obligeance de M. le professeur Tédenat)

Cancer du rectum. — Colotomie iliaque. — Ablation de 19 centimètres par voie périnéale. — Guérison avec survie de 3 ans 4 mois.

Pierre P..., tailleur, 47 ans, de bonne santé habituelle. Père mort de tuberculose pulmonaire. Mère bien portante, 78 ans. Sa constipation ordinaire a augmenté depuis six mois, et depuis trois mois les matières sont striées de sang. Le malade s'adresse à M. Tédenat pour être débarrassé d'hémorrhoïdes qui saignent et aggravent sa constipation.

10 janvier 1898. — La santé générale est satisfaisante. A 8 centimètres de l'anus, on sent une tumeur dure, bosselée, occupant les 2/3 postérieurs de la circonférence. On ne sent pas la limite supérieure du néoplasme assez mobile. Aucun symptôme de compression des uretères des nerfs.

Le 14 janvier, après des lavages abondants du gros

intestin et deux laxatifs, M. Tédenat pratique l'opération
suivante :

Anus iliaque. Ligature des deux bouts. Section après
ligature de 6 centimètres du méso du bout périphérique.
Fixation par suture du bout central. Incision ovalaire
antéro-postérieure encadrant l'anus. Excision du coccyx.
Section progressive jusqu'à apparition du bout supérieur
du segment qui a été suturé après inversion.

L'opération a duré 40 minutes. Dix ligatures pour
l'excision du segment. Pansement avec gros drain
entouré de gaze iodoformée, pénétrant à 13 centimètres de
profondeur.

Cicatrisation régulière. Le 5 février, il restait un suin-
tement très faible.

L'anus iliaque était cicatrisé complètement dès le
20 janvier.

Le malade a joui d'une bonne santé jusqu'en février
1901 ; il a alors souffert de vives douleurs de ventre avec
ascite, liée probablement à des métastases hépatiques.

(Observation recueillie par M. Brintet)

CONCLUSIONS

1° La colotomie iliaque est le traitement palliatif par excellence des cancers du rectum.

2° Elle constitue un temps très important dans l'extirpation du cancer rectal :

a) Elle permet un diagnostic précis dans les cancers haut situés ;

b) Elle régularise les fonctions digestives et met le malade dans les meilleures conditions possibles en vue de l'opération radicale.

c) En permettant une antisepsie relative de la région, elle écarte les dangers d'infection, non seulement pendant l'opération, mais encore pendant les suites opératoires ;

d) Elle permet au malade de s'alimenter avant et après l'opération ;

e) En cas de récidive, elle rend la seconde intervention plus facile ;

f) La continence est plus vite obtenue par l'anus iliaque que par tout autre procédé.

3° Dans les cas d'obstruction aiguë, les procédés de colotomie en un temps sont absolument indiqués. Au contraire, en cas d'obstruction chronique, la colotomie en deux temps est préférable, car elle permet d'éviter les accidents septiques qui surviennent souvent au niveau des sutures.

4° Il faut surveiller le malade jusqu'à ce que le fonctionnement de l'anus artificiel soit bien assuré et que tout accident ait disparu.

5° Les malades s'accommodent facilement à leur nouveau genre de vie.

INDEX BIBLIOGRAPHIQUE

Piedchaud. — Thèse d'agrégation, Paris 1883.

Finet. — De la valeur curative et palliative de l'exérèse dans le cancer du rectum (thèse de Paris, 1895-1896, n° 541).

Desforges-Mériel. — Essai sur le traitement opératoire du cancer du rectum (thèse de Toulouse, 1896-1897, n° 230).

Adamski. — De la colotomie iliaque dans le traitement des cancers du rectum. Soins consécutifs (thèse de Paris, 1890-1891, n° 97).

Clarot. — Contribution à l'étude de la colotomie iliaque (thèse de Paris, 1889 1890, n° 193).

Labordère. — Contribution à l'étude du traitement chirurgical du cancer du rectum. Création préliminaire d'un anus artificiel. Nouveau procédé de suture intestinale (thèse de Bordeaux, 1891, n° 47).

Buhot. — Contribution à l'étude de la colotomie iliaque dans le traitement des cancers du rectum. Nouveau procédé opératoire de Verneuil (thèse de Paris, 1885, n° 28).

Molinié. — Quelques observations sur la colotomie iliaque (thèse de Montpellier, 1888, n° 7).

Delétré. — L'anus iliaque dans le traitement de certaines maladies du rectum (thèse de Paris, 1898-1899, n° 578).

Desguin. — Modifications à l'opération de Littre (*Ann. soc. belge de chirurgie*, Bruxelles, 1893-1894 i, 22-28).

Verneuil. — Colotomie par la méthode de Littre. Nouveau procédé (*Semaine méd.* Paris, 1885, v, 99).

Reclus. — Valeur comparative de l'anus iliaque et de l'anus lombaire (*Revue de chirurgie de Paris*, 1885, v, 394).

Pollosson. — Communication à la Société de chirurgie de Lyon, 1881.

—   Observation d'anus iliaque avec oblitération du bout inférieur (*Rev. de chirurgie*, Paris 1895)

Quénu et Hartmann. — Rapport au Congrès français de chirurgie, octobre 1897.

—   Chirurgie du rectum, tome II.

Véliaminov. — Traitement du cancer du rectum (Vratch, n° 5, 1895 ; résumé dans la *Revue des maladies cancéreuses*).

Tailuefer. — Congrès de chirurgie de Paris, octobre 1897).

Coudray (Paul). — Rôle des ganglions lymphatiques dans l'infection cancéreuse (Rapport à la Soc. médicale, 20 mai 1901).

Kronlein. — Rapport au Congrès allemand de chirurgie de Berlin 1900, sur les conséquences de l'extirpation du rectum cancéreux.

Pflug. — *Centralblatt* (année 1901).

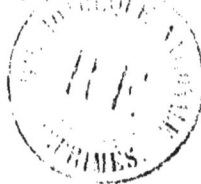

www.ingramcontent.com/pod-product-compliance
Lightning Source LLC
Chambersburg PA
CBHW070813210326
41520CB00011B/1934